Julien TRAYE

Mercuriale de la nosomanie

Julien TRAYE

Mercuriale de la nosomanie

Poésie

Éditions Muse

Imprint

Cover image: www.ingimage.com

Publisher:
Éditions Muse
is a trademark of
Dodo Books Indian Ocean Ltd. and OmniScriptum S.R.L publishing group

120 High Road, East Finchley, London, N2 9ED, United Kingdom
Str. Armeneasca 28/1, office 1, Chisinau MD-2012, Republic of Moldova, Europe
Printed at: see last page
ISBN: 978-620-4-96283-2

"Si le poète doit choisir dans les choses (et il le doit), ce n'est pas le beau, mais le caractéristique"

Arthur Rimbaud

I

Livret de mercuriales

Sur les glorieux routins du déboire

Ou seuls volent les engoulevents au plumage

De camaïeu

de malheurs

et de pleurs âcres,

Le soleil, étouffant ma joie au bout de ma vie,

Et mon dos sans aucunes vibrisses d'espoir,

Laissent piteusement à la cime

de mon cerveau berné,

Le sons des voix,

des voix de cent ans

Elles me hantent quand de moi s'éloigne

Mon âme frangée de putschs et de douleurs

Que mes nues Racines au cœur de Harlem

N'imaginèrent de mes lunes ;

Mes lunes qui devraient briller,

Et qui ne brillent pas.

À la cime de mon cerveau berné,

Le sons des voix altruistes

Des voix de cent ans,

Qui me hantent et me dictent les routines, et les grisoirs

De mes lunes.

Écoutez ces voix,

qui sur le routin des horizons,

gouvernent mon cerveau partisan de demain :

« Aux quatre vents de la terre agitée,

Accourent les hommes de culture

Voir l'accotoir de ma Chaise-Dieu ;

Ma Chaise-Dieu qui admoneste la vie guerrière

que les vaisseaux aux mille purins ont fait germé

des vaillantes terres ;

Ma Chaise-Dieu qui dans l'assise où brûlent

Espoirs et promesses

Respect du contrat et langues votives

Démagogie fardée sur les ruelles de vengeance

Où pareille au console d'accotoir, mon peuple

Bardot des fleurons royaux,

Ballot,

Soutient dans la trame de sa vie moribonde

L'accotoir mécène de ma Chaise-Dieu recouvrant les mains

aux glaives bicéphales ;

L'accotoir de ma Chaise-Dieu

De ma bonne Chaise-Dieu

Ne se muait point

L'accotoir de ma Chaise-Dieu

Ne muait point qu'à l'automne du jour que guette

Thanatos ;

Il ne se muait point que si dans les mains linceulées

De Hel mes Racines sceptiques

qui lorgnent l'accotoir

Luisant la tyrannie,

Le socialisme,

L'isolationnisme,

Un haro sur le contractualisme,

Se cachait derrière l'arbre au lointain

des villages sylvestres.

Au lointain des souvenirs

Où nul ne peut compter les spectres d'absorption

Dont jouit l'accotoir floconneux,

viril et bourreau

De ma Chaise-Dieu,

Sommeillent les doux sceptiques.

Chaise-Dieu au regard de feu –

De dictateur qui disjoncte

L'esprit futuriste poussant sur les aguets du futur

Où se tapit la vie qui enchante,

Le bouclier partisan des lueurs-du-couchant.

Chaise-Dieu qui distille

l'atavique spectre autistique.

Ô autisme

Principe de l'assise de ma Chaise-Dieu

Autisme qui musèle les bouches de véridiction

Qui aveugle les yeux aux larmes qui voient et pleurent

Les maux ubiquitaires

Et les étoiles déroutées au prix d'une nombrilique

Vie.

[…]

Ma Chaise-Dieu,

Chaise dorée,

Chaise-Dieu à l'assise qui se régale

Et du purin d’ortie,

Et du purin d'ambroisie,

Et du butin du peuple aliboron ;

Loin des fumigènes nègres,

Loin des murins qui trainaillent le long des Côtes-d’Armor

Pour étreindre le pus verdâtre qui ruissèle

Comme un ruisselet des bedaines faméliques.

Chaise-Dieu

qui flagellant le dur de trois fois trois

Lunes,

Bâtit les belles pages de Vie,

Ensevelit les âpres anicroches

Qui alourdissaient les pas du demain régent.

Chaise-Dieu du souvenir

Chaise-Dieu que me rapporte

Les cyprès qui gouvernent

Par les contes,

Par les jets d'idées scélérées,

Par les scènes propitiatoires
que les dieux du Graham

Regardent et fulminent.

Ils regardent et fulminent dans les méandres

De ma verve insoumise ;

Des stances de mercuriales qui durent dans les limbes

De ma Chaise-Dieu

Des dithyrambes fardés et bicéphales

Que l'entrain de Flwanduo[1] – l'oiseau qui sait l'homme,

qui hante les dieux maudits
sombrant l'étoile

Des nuits,

L'étoile qui héberge dans ses mats éclats

le fumet de l'unité en devenir ;

Le barde fougueux

À la tête courbée sous les anses barbelées

De la Vie – écoute et conserve.

---

[1] Le nom de l'engoulevent en pays Gouro

Flwanduo,

Qui au trot de la fouine,

Sait poser dans ma Chaise-Dieu son derche,

Incite à la mimesis.

Je te suis Flwandio,

Initie-moi à l'art nubile,

Que je me fond dans l'obscurité de la nuit,

Les déboires et l'exil de leurs yeux en vrille

Ne m’auront point.

Et voilà, je transmettrai pour l’heur allègre

De mes paires

Le borborygme inaudible que tu énonces.

Le dieux de mes dieux

Regarde et fulmine,

Garde le sang de l'aurore boréale[2] qu'une Ulmine

Arde sous la tempête provoquée de la mine

Qui mine l'âme d'ores-et-déjà travestie en inèbre qui arde

Les volutes et

Les pieds cambrés de la pointe-du-jour.

---

[2] Aurore boréale, ici symbole de "demain"

Chaise-Dieu

Que nuls vents du Sud

Du Nord

De l'Est

De l'Ouest

N'eurent amadoué de leurs larmes immondes ;

L'existence dans les pas de l'inflation

De ma Chaise-Dieu,

Couronnée de l'optimum au sens de Pareto,

N'a point validé l'homo-oeconomicus.

Ma Chaise-Dieu, négresse ovale,

Négresse qu'on fait languir,

L'homo-oeconomicus est pour l'Hiver

Furem palliata est pour l'Harmattan

Ô mea sella, mea bona publica !

Chaise-Dieu dont la palmette d'or
Laisse percevoir une stèle narcissique :
“Vive le contrat, et…
le contrat est mort”
Stèle qui imbrique dans le tissu de l’indéfini
bonheur
Stèle qui drogue l'esprit que traine l'écusson
inerte
Sur les routins qui mènent aux séditieux
isoloirs
Stèle qui pilote la gouverne les mies des
stries des mères
Qui attendent
Attendent de leur vie,
De leur corps qui s’évapore du cri strident

De l'aurore australe avinée de sangs du
présent
Que mal étreignent le patère et
l'effluve
De ma Chaise-Dieu orfévrée
Chaise haute…
Mon doux palanquin qui s'abreuve
du torrent de vie,
Torrent cramé des épaules sentinelles,
Sentinelles qui geins du silence
De la puissante Nature
Nature qui en spectacle regarde
Le clapotis de ma Cité….

Le chant de ma Chaise-Dieu

N'est pas un chant pieux

Il n’est pas réel, le réel l'enfle

Mais il est souple et ample

Il relève de la véridiction.

Il chante des chaises qui existent

Qui n'existent pas, et sont fastes

Il chante un temps acre et brun

C'est le chant vrai qui n'en est pas un.

Mais cette Chaise-Dieu

Chaise-Dieu du sage des zulu

La chaise griotte,

Celle qui musèle la liberté à la résistance,

Chaise qui revêt l'habit du travail du psyché nègre,

Chaise de la forêt aux aversions qui sont mes perspectives.

Ô Chaise des chaises :

N'embrasse point les fastes ourlets que les frugales

Nectars ne sustentent.

Chaise-Dieu aux rinceaux sculptés d’une masse pleurale ;

Masse de visions corporatistes,

Chaise-Dieu de vie aux mille spires.

*

*   *

Ma Chaise-Dieu n'est pas une chaise
Elle est le Vishnu mouvant
Le Gôwrè[3] émouvant les aïeules
qui campent dans le pays
des fiers allongés
Elle est la synergie du yin et le yang
qui roucoulant à l'horizon
de ma Côte-d 'île,
Construit la Liberté de ma voile ;
Et berce comme les mains fastes, douces
des moukères,
Shiva
pour étrangler son étang de laves qui brûlent
Dévorent

---

[3] Dieu des grottes, en pays Gouro (Mandé du Sud)

Morcèlent
Enlisent dans l'âtre du malheur les nations
De paix
Ma sage Chaise-Dieu giratoire
O barreau qui écourta les situations
de vie réelle
Que nomme le gosier libertaire
Des fronts insoumis :
Forçat

Ô piètement qui pousse dans le dur
des tenailles rigides et tenaces,
de ma terre au grand dam des Maîtres
De l’histoire-de-nature
Ô piètement svelte, grave filiforme,
        Ton courage délié
                a enchanté ma gîte auréolée
                muée en autel cramoisi
                        que visite,
                au glas de l'infortune,
                l'orient de l'averse.

Ma Chaise-Dieu est la maison de Dieu
Loin des laves hostiles de l’hiver
Près des cyclones pro-vies ;
Loin de l'aversion difficile des pro-choix ;
Près des geais aux chants que rythment les pas
de mes ancêtres sur les bordées ;
Loin d’Hadès qui précipite dans le Styx
rougeoyant où nulle Vie
Ne survit suivant son obsession aux effluves
d’idéalisme ;
Près des gerçures voluptueuses où suinte
La résine
De l'hospitalité
De l'union
Du travail acharné et mesuré…
Chaise qui appareille pour un inconnu
Astre ;
Qui prend le large pour panser

les gerçures

qui fouaillent l'horizon

Chaise que gouverne l'étoile moïque

Chaise aux barreaux condescendants

et rouverins

Je t'ai dans la semence du souvenir

ensemencé sur l'échiquier de mon cœur.

Je t'ai, ô sommelier sacramentel,

échanson fluctuant de l'histoire,

dans ma crâne où Brahmâ

scelle tes Pages homériques.

J'aimerais languir sur les ailerons

du Martinet

Où le vent qui me hante, fait échapper

mon esprit tronqué

Dans le clairon de ton mandat.

Fluence

Flueurs

Quelle fluence qui flube

le fluide flux de mon foulek dossier-deuxième

Ma Chaise-Dieu qui doucement,

Sous trois fois trois

Lunes,

A coulé… Quelle fluence !

Elle a coulé mon deuil, ma Chaise-Dieu.

Et le dieu de mes dieux

regarde et fulmine.

Fluente sous l'hypothèque de la grande

faucheuse,

Celle qui eut éclot ma fluette “chaise deuxième” :

Celle qu'écopent les hordes de horions

au dam de la fluente

de ma bonne Chaise-Dieu.

Eh…

Cette fluette flueurs qui gravelle ma verve

Vive qu'une verveine enchante et déshonore

A surgi des terres miennes

une “chaise-deuxième”

Une patère de la régence !

Ma régentine entretoise

Ma verve qu'une verveine enchante et

désenchante

M'a imputée la vervue des dieux

Qui arborent fièrement cette “embase seconde”

Ma feuille d'acanthe,

feuille régente

Feuille qui ceint mon rein

de putschs

Tes lueurs de golpisme que reflètent

Mon palanque, nourrissent le temps

De l'avenir

Et le bordel enivrant qui hante l'aurore nordique.

Mon embase seconde : étoile-larron
Comme des bordeliers que gouvernent
Les vervelles du chaos,
Et de Shiva
M'éloignera de Hawaii.
Et voilà près d'un archipel où prend haleine
le sanglier mandat,
        Je trainerai ma vie morcelée.
Mon étoile-larron,
J'ai gélifié le pan de ma vie,
Rien n'y respire le Shou[4]
Tant les traverses médianes de ma Chaise-Dieu
Outragèrent l'Aura[5] du matin dans ma Côte-d'île
Où grandissent les obscures passions.
La courroie des dieux du Soudan,
Face au flot de l'enfer qui m'exile du duvet
        moïque,

[4] Dieu de l'air, employé pour l'air.
[5] Dieu de l'air dans la mythologie grecque.

aux flèches qui clouent l'œil-du-royaume-zulu,

A noué mes plaisirs catastématiques.

J'ai gélifié, encore, le pan de ma vie

Que plus rien n'éveille mon âme si rouge »

À la cime de mon cerveau bercé,

Le sons des voix,

Des voix de cent ans,

Ô je pense bien décrypter ces voix fluettes

Qui m'habitent sur le tronc du futur exprimant

Mon agonie joyeux et mon ris assujetti.

Une voix étranglée, gutturale, m'interpelle

Sur le routin glorieux du déboire :

“Dédie

Ces voix inaudibles

Au silence du vrai

Au silence observantin qui dévore

les laquais

Au silence qui ombrage l’œil des horizons

Au silence qui a muselé ces bouches

qui incitent à l'ordre,

Qu’elles leur parlent,

Et qu'ils en chantent sans danser

C'est moi Sawé[6]*, le veilleur des savanes*

aux pieds rouges

moi Dalwè, qui cherche de branches

en branches

Les issues et les bribes noétiques

pour refaire

Mon nid en feu.

Ces voix inaudibles, inouïes, je te donne

la vervue,

Vois, entends et transmets !"

Et moi je poursuis mon sentier

Psalmodiant le dernier courrier

Qui me rassure et dépelotonne l'âme

solitaire

---

[6] Le nom de la perdrix en pays Gouro (Mandé du Sud) en Côte d'Ivoire

Qui croule comme le peloux au sommet

des soubergues stériles :

Oyez ce blason chanté du haut des cimes dextres

Il n'est pas du parangon des blasons

(Pause)

Chanté dans l'alliance amère des violons,

C'est pour vous qu'il court le monde

Qu'il exprime, sur le qui-vive, une rose de frondes…

Ces frondes parées aux flancs des hommes du mépris

Qui disent la vie

Subissent la Vie

Qui, n'ont plus l'entrain du ris

Oyez ce blason chanté du haut des crimes dextres

Il n'est pas du parangon qui ébaudit les bourgmestres

(Pause)

Il est le chant qui s'élève dans les sentiers où se plient

Les subalternes silhouettes au lointain des vies hardies ;

Des Voix qui pleurent, frappées du glas de pétitions

de principe

Mon peuple au destin amoché sur la pulpe des terres.

(Pause)

Ô peuple, écoute mon cœur

Qui palpite le désespoir au mandibule cloué.

Un temps,

Puis le clair du jour,

Je sors de mon périple sur le routin glorieux du déboire.

Et ma muse vile, vile, encore vile
Frappant à la dune des cœurs soumis
Qui veillent et bradent les nuits
de mandragore,
Va si grêle et frileuse muer les forts démons ;
Les démons qui tuent le bonheur,
Les démons qui rient des pleurs plébéiennes,
Les démons qui bravent le soleil brûlant
Qui sèche sur mes joues humides
Les larmes de souffrances.
Je sors de ma courte odyssée sur le routin
De la médisance,
Où m'est donnée la vervue
Qui éteignit ma voix,
La vervue qui me fait voir le ru
Des larmes que les inflation et
indifférences
Sollicitent des corps du peuple en rut.

Ru de cris,

Rivelet de Rosaires incompris,

Ruisselet des malheurs,

Ruisseau de douleurs et de sangs

De mon frère du-ROND

De ma Sœur du-DUS

De mon père et mon oncle du même Set,

Ombragent ma vervue que les peines

De ma bru de la Soute

Coulent, coulent…

Ma vervue n'a plus de voix,

Pour dire la Soute : matrice de mes maux.

La Soute de munitions,

Ma voix

n'est plus le vérin des fardeaux

écoulés.

Mais le vérin qui essore le présent

Pour mieux accueillir le futur qui dandine,

Le vérin qui console

Le couchant qui meurt

d'ambivalence.

Ô vérin porte au loin

mon sourire

Qui implore la cessation des

embrasures

Fétides de l'idiosyncrasie

Mon sourire qui dit non

aux

Pots-de-vin !

Non

à l'avalanche de revanchards

Non

à l'ire erronée ;

La sporadicité de l'accalmie !

Mon temps damné dans le corps
D'un hybride temps
Blêmit,
Et ma vervue ne me sert plus.
Ma Chaise-Dieu !
Mon embase seconde !
Qu'en ce sombre ciel,
l'unité humaine,
que chante *Sawè*
Dans la profondeur des nuits,
Parfume les pas du temps
Dans le corps humain des aïeux.

Je pense panser dans le pan des jours

qui me reste

La pandème misère et le soufflet

qui pâtirent,

En

Observant sur les pandans les fruits

chancis

Et le pandème fossoyeur de ma gîte

en délinquance…

II

Voix du déboire

Île enchantée

Comme les hommes de culture,

La populace

Eut le friand du goût,

Et leur terre est céans goût.

Il y a beaucoup à faire encore !

La nature, œuvre d'art fieffé

Jugule sous le cruel coup.

Quand pour observer,

voltigent les têtes,

Tout le gisoir n'est que ruelle.

La nature se travaille,

L'homme pèle.

Il n'est enfant de personne.

Le froid social, encore, l'avine.

Ô sceptre adroit et futé !

Le set d'hommes en camaïeu de rouge

va au vent

Cherchant ça et là à assouvir sa soif

d'être demain.

Dans le navire des pensées

Assis au bord de la vie

Où la drastique gravité des pléthores

d'infamies

Me laissait choir cette clairière sur la nappe

Des Vies,

J'ai langoureusement défait

mon élucubration

Décapante, il n'y eut point d'accoudoirs ;

Au bord de cette vie parée de minces

nuages,

Affamée de Mages, je n’entend que

les dieux

Qui battent la mesure

Pour acculer les vertus,

Les étoiles,

Les ombres légères ;

Dans le navire des pensées qui m'ont englouti
Je laissais l'angélus dans les méandres
        Des divins
Encensoirs, se tordre vers le Ciel
pour défaire
Les providences obstruées,
Mais le pauv' antre où mon âme poignardé
Au firmament des crimes se blottit
S'était revêtu d'un tel tas d'immondices que
        Les dieux en mon navire libèrent
                Les peines,
                Les maux,
                Le sons mat de la mort-sur-les-rives.
Il y a tant de faix qui inondent ma voile
Qu'il ne me reste qu'en descendre à jamais.

Téléphone

Que j'aime voir, voyageur hardi,
Ton ventre luire l'image des ubacs
Innocents qui, dans les réels instants,
Se dévieront de leur innocence opaque.
    Les caresses qui embaument
Ton corps onduleux, plongeant dans
Les coulisses du Styx et les automnes
Idémistes, ont creusé à chaque tour
Un grand trou où les humains sentiers
        Viendront mourir.
O Mystère des coltans, cher insoumis,
Que mes subtiles mouvantes, qui cherchent
        Les bribes noétiques
        Pour regarder vers l'horizon
        Pour esquisser une sentinelle
                Des traditions,
Dans ton ventre parsemé de péchés mignons,

N’ont trouvé qu'un moult de Fientes

Aux acres odeurs.

Mystère des cobalts !

La fiente aux âpres senteurs !

Voilà que tu me lègues un océan de mœurs dépravés.

Pour ce que…

Pour ce que les Soleils d'Afrique
Ne sont que soleil et fiel aux gais effets –
Les figures et les colonnes assorties

Se tapissent dans le rouge atypique.
Leur amers reflets à fleur des côtes –
Comme le pélican martyr – déchire

La dune des cœurs et des vents de fronde.
Les figures et les colonnes assorties
Noyant goulument la vie et la déontologie
Ont acculé la joie et l'instant lascif de mon
Monde en pleure.

Mon sceptre

Dans l'ambiance des pleurs

Danse, danse mon sceptre plastique

Personne à mon cœur

Ne

Te

ravisera

Aux cris des soufflets qui rendent

Morose l'esprit d'intègres hommes,

Danse, danse mon sceptre rêveur ;

Le spectre falot et sénile du Vieux-Sage

Qui calme la rage d'un répandu soupçon

Coulant sur ta Chevelure coupable,

De potences,

Te suivra comme le fumet d'un honnête

Prince ; mais

Danse,

Danse, et

Danse,

Mon sceptre sceptique.

Que tes yeux et ton ouï, dans les ruelles

Où se révèlent et se chantent tes affres

Obscurs

Se mêlent aux brumes d'aurore :

Subterfuge de borborygmes...

Sceptre ! Danse, danse sans voir

L'impasse qui occupe le ciel lointain.

L'arbre d'Afrique

Je suis l'arbre nègre du nègre,
Arbre au nom ancestral et pesteux,
Arbre qui sombre dans le bruit,
Qui s'affaisse au rythme des farces,
Qui, par son ombre, guette les routins
De l'unité vespérale et les rires coniques
                    Des soirs disparus.
Je suis l'arbre hanté
L'arbre des cinq lunes de vibrations
          Mélancoliques.
À peine élancé mon fantôme sur l'atoll
          De sangsues des plèbes,
Se recueillaient sur mes chers souffrants,
          Les filles du chaos.
Mon blaze comme un grassouillet poison
A laissé ses sèmes de cloisons
Sur l'Afrique.

En courroux contre les voix espiègles
Aux lettres-de-gibet gravées sur les haies
Du futur,
Mes feuilles tombant autour de moi
se crament de souples indignations
Et du pus de golpisme négrier.

Voix

Ma voix

Le transport des âmes plastiques qui baignent

Dans le fleuve de peines qui coulent, coulent ;

La verve africaniste dans le brûlant bagne

Qui floque les espoirs des Temps

qui roucoulent ;

Le canari qui chante la voix des ténèbres

Qui coud par sa voix les bribes d'un monde

disséqué,

Qui recèle, comme un griot dans son ventre

marbré

De moult vérités,

Une étoile-nouvelle d'un Monde-fantôme

Une étoile sombre d'un auguste flegme…

Un jour

Le pays profond serait plus sceptique,
Il saura comme une fouine angélique
S'étirer de toutes les impasses idylliques.
Un jour
Le masque, doucement, laissera le faciès.
Et le bas peuple, découvrant leur trépas
De forçat, finira le camps des vachards.
Un jour
Le pays profond serait comme un Styx ;
La probité envelopperait l'esprit corrompu
Comme la sobriété serait son grand deuil.
Un jour
Le pays profond vautrerait dans l'avant-garde ;
Et les sentiers obstrués seront mis en bière.
Qui baigne dans l'illusion, le rêve, panse sa vie.

Voix du rêve

Rêve ! Rêve ! Rêve !
Étrange ! Étrange ! Étrange !
Quelle est cette voix qui est des rêves sages
Qui se dit au moyen des langues torves
Sans se faire entendre par les oreilles éveillées
…. Oh ! Voix de tout Monde oublié
Toi qui connait notre monde
Toi qui sait le mutisme des frondes
Qu'on murmure au premier surgeon du ciel,

Toi qui comme Ulysse tangue et tangue
Sur le fou tronçon d'une vie nouvelle,
Harangue l'univers sur de pas bels ;
Sur la probité que doit revêtir ses drageons ;
Que poussent sur le pin de glorieux scions :
Vie !
Vie !

Vie !

Oh ! Voix de Tout Monde oublié

Nous viendront-ils de ton giron, des paradigmes

Couvrir nôtre cités,

Éloigner de nous les pollens de crimes

Déclamer : Vie !

Vie !

Vie !

Écritoire

Écritoire !

Inspire-moi,

Mes jours grêles de pollens de bleuets

Qui hantent l'empyème raide de mon cor

S’abreuvent dans les repaires sans accoudoirs

Écritoire,

Au corps adipeux, la mie des heurs

Dans les profondeurs savanicoles

Scarabée qui me fait voler au-delà des idées

Scélérées

Inspire-moi.

Écritoire,

Ces murs de vie qui se dressent

Qui me font voir les menaces du réel

Que ne riment nuls chants nuls bardes ataviques

Écritoire,

Je traine dans les méandres de ma vie

Les fleurs qui mal éclosent dans les gués

Arides de sucs Vitaux, et

riches de faix maudits.

Écritoire,

Mon étoile de vie

Mon étoile d'espoir

Mon étoile de feu

Mon étoile maudite que nuls sorciers

Des savanes et des contrées sylvestres

Ne daignent exorciser, je brave les nuits

Où les tempêtes d'hivernage pour ma survie

M'emporteront les flocons d'hiver pleins de gaité

Écritoire,

Dis-leur qu'il est temps

Dis-leur qu'il faut, dans les vallons que
serpentent

Les larmes allègres et colériques des hommes las,

L'œil qui décrypte l'histoire

Le larynx qui tonne la lyre mystique, la voix

Enivrante qui met sur les chaudes ruelles de la survie.

Dis-leur que tu geins,

Que de ma tempe les lettres qui surgissent,

Hébergent les dernières lexies votives des aïeuls

Qui sommeillent dans le ventre du village des fiers allongés.

Dis-leur,

Écritoire de feu

Écritoire de véridiction

Écritoire bicéphale

Dis-leur que les cours du mensonge

Les godillots de potences que portent ces dieux injustes

Qui répandent leurs laves de soufflets et de mort dans les Côtes d'Armor

Ne tiennent plus fermes sur la nappe de Saint-Brieuc

Dis-leur que je sais la danse

Je sais la vérité cachée, et le mensonge qui rythment les soirs

Je sais les saisons où pamphlettent les canaris au long cous

Je sais l'histoire qui se conserve

Qui se réécrit et se cache derrière l'arbre du lointain horizon

Écritoire, dis-leur qu'il veille

Qu'il danse le chant inaudible de la victoire qui trainaille dans le cirque

D'Oizys

Écritoire d'où vient ce vent

De Prométhée

Et de Némésis

Qui s'entrechoquent dans le ventre meurtri des côtes d’Armor

D’où nous viendra la voix fluée d'un gosier de véridiction qui gouverne

Et s'implique pour muer les étoiles obscènes qu’on rouvre dans le sein

d'Amor.

Le tabernacle

Perché au haut sommet d'une futaie de Vies

Où ne rodent ni virils plaisirs, ni guépards

Ni de langues démagogues

Il luit et emporte dans son atour marbré,

L'espérance du pauvre barde qui, à ses pieds,

Dépose ses fardeaux qui l'empêche de paitre

Sa vie, son étoile, sa muse, son entrain à muer

Les fronts arrogants qui veillent toutes les séquences

De l'aurore.

Ô tabernacle qui s'ouvre en plein angélus ;

Qui confisque les yeux impuissant des sujets ;

Toi qui, dans ton ventre d'orfèvre, arrose

Du vent guerrier le ciboire engrangeant

L'aire de la revue dans les fleurons ;

Toi qui héberge le pain de la Renaissance

Le pain de la conquête

Le pain au levain de vie durable

Le pain qui se rompt avec les mains de l'oubli,

Qui se dévore dans le larynx qui encense,

Qui apporte sa part à la construction

De la Côte de granit rose ;

Comme toi, je reconstruirai ma Côte d'Azur dans les Hautes-Alpes

Elle restera enveloppée par les laves d'Artibonite qui flagellent

De nuits, de jours, les malheurs

Du futur.

Comme toi, je veux qu'on recèle

En moi Côte d'Azur –

Moi la fiente que guette la truie

Dans les cocons d'hommes,

Moi qui attire les voyageurs

Du Wrangel,

Et du Graham

Et de la Corse –

Le diamant des grâces unificatrices, le vin de la transparence

Qui à l'automne d'un monde naissant saoule les différends.

Pansons !

Sur les ondes perlées du demain
Empourpré d'initiatives constructives
Que déchire le tison de l'individualisme,
Me vient des rives du Léguer, le reflet
Des dieux de l'enfer et des dos d'âne
Qui font sombrer la coque du demain.

Sur les ruelles du demain
Concrétisons les illusions,
Qu'on les sente sortir dans le monde
immonde
Des rêves.
Sur les ruelles du demain
Ne rêvons plus,
Ne guerroyons plus
Ne dansons plus la danse des morts

Ainsi,
Quand viendront les autres Embruns-véroles du
Soir

Qui guettent la cité,

Écumant sur nos fronts languissants

La vieillesse qui affaisse

L'intelligence qui subit

Et l'espoir qui en pièce va dans les portes

Dorées du regret,

La coque du demain sans écorchures aucunes

brillera de son éclat

Laiteux et mât.

Quand…

Quand la pointe du progrès,
Quand les voix hachées d'une pointe en normes
Classiques,
Quand le sens inouï du sociable que les morts
ont forgé,
Quand le brûlis des résines du social-traître
qui morcelle le tissu aux franges de vie,
Quand poussera le crin ample des forces
qui unissent et traitent les idées,
Quand la tombe en vrille de l'idiosyncrasie
qui promène le luxe pillé et
le courage falot que frappe le destin du futur ;
Se réuniront, nous vivrons dans les ailes
voluptueuses
De la Vie fuyante.
J'attends, ô vous qui savez,
Ce jour des gloires où nulles cruelles doctrines
Ne germent

Les obstacles non diaphanes dans le gisoir

du lendemain.

Peuple

Moi peuple d'hier,
et d'aujourd'hui
Moi peuple d'avant-garde au regard
Sur Pilotis,
Moi peuple du gisoir de sporadiques cadences
infernales,
Moi peuple au large dos où vient se recueillir
le flot des stigmates des Nombriliques
maladroits,
Je marche dans le désert au trois arbrisseaux,
sans fluer
Le contraste qui me siège :
Tel abrite le triste de mon ombre ;
Tel autre, le rêve qui surgit de la nappe
du couchant
le tison qui m'enflamme ;
Tel autre, le camaïeu de mon histoire sans lueur.
Je dandine dans le désert de fiels mon corps

Cherchant en vain à me sustenter sous un

Buisson régalien

Où ne gambillent ni fuels, ni guerres froides.

Si je renais

Quand je renaîtrai de nouveau
J'abandonnerai mon auréole
Que j'eusse aimé comme ça
    Quand je renaîtrai
Loin de sa belle et subtile mouvante
Qui mal étreint mon espoir aux senteurs
        Bien ludiques,
    La joie aux larmes,
Je marcherai au son du vent,
A la quête de l'idole du peuple,
Pansant le deuil des morsures
            d'antan.
    Quand je renaîtrai,
Plaise au ciel, plaise au ciel...
L'errance vers la ligne de fuite écarlate
que tracent mes Sangs,
                Mes vrais Sangs
                Sangs du commun aïeul,

Ne goûtera plus mes pas guerriers.

Et ma vie vivra sans jamais
Vivre
L'orgueil d'une terre hypothéquée.

Quand je renaîtrai
Juste pour fuir les peines,
Un homme de l'espace,
en moi, vivra.

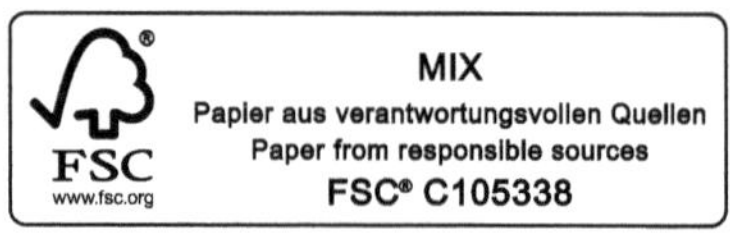

Printed by Books on Demand GmbH, Norderstedt / Germany

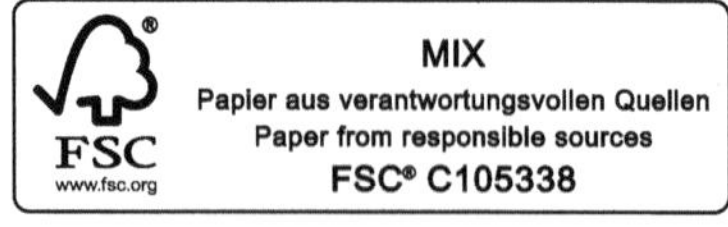

Printed by Books on Demand GmbH, Norderstedt / Germany